Martiliana Estrada
Juan Alberto López
Ma. Alejandra Favela

Evaluación de competencias en profesionales de enfermería

Martiliana Estrada
Juan Alberto López
Ma. Alejandra Favela

Evaluación de competencias en profesionales de enfermería

Profesionales de enfermería de hospitales públicos y privados

Editorial Académica Española

Imprint
Any brand names and product names mentioned in this book are subject to trademark, brand or patent protection and are trademarks or registered trademarks of their respective holders. The use of brand names, product names, common names, trade names, product descriptions etc. even without a particular marking in this work is in no way to be construed to mean that such names may be regarded as unrestricted in respect of trademark and brand protection legislation and could thus be used by anyone.

Cover image: www.ingimage.com

Publisher:
Editorial Académica Española
is a trademark of
International Book Market Service Ltd., member of OmniScriptum Publishing Group
17 Meldrum Street, Beau Bassin 71504, Mauritius

Printed at: see last page
ISBN: 978-3-659-06627-6

Agradecimientos

A Dios

Por permitir concluir con una meta más en mi vida y permitir lograrlo con el mejor estado de salud.

A mi Madre †

A mi madre que me despertó la vocación por el cuidado de las personas desde hace 22 años, al momento de permitirme ser su cuidador empírico, y sobre todo agradecer que ella me está apoyando desde el cielo. Gracias madre por ti he llegado y llegaré más alto.

JUAN ALBERTO LÓPEZ GONZÁLEZ

Agradecimientos

A Dios

Por permitir llegar a esta meta establecida dentro de mi vida, con salud y trabajo.

A mis amigos

Gracias por tu apoyo, paciencia y sobre todo tolerancia.

•

DEDICATORIA

A la Dra. Blanca Fraijo Sing:

Porque al realizar este trabajo nos brindó toda su confianza en nosotras porque sin su dirección no podríamos haber alcanzado nuestras metas tan anheladas en nuestra profesión avanzando al aprendizaje continúo.

Ya que..........con.

"Su sabiduría y práctica, así como su calidez humana hacen de usted una gran guía, y nos transmitió su conocimiento con entrega y dedicación, de forma tal que se convierte en un maravilloso viaje por el conocimiento del aprendizaje y la socialización del ser humano"

Por esto.......nuestra gratitud y cariño

Norma Angélica Barahona Herrejon
Juan Alberto López González

RESUMEN

El profesional de enfermería es el encargado de proporcionar cuidados de enfermería a la sociedad de manera holística; se entiende como competencias profesionales de enfermería como aquellas actuaciones integrales al momento de brindar el cuidado de enfermería ante actividades y problemas del contexto, con idoneidad y compromiso ético, integrando saber ser, el saber hacer y el saber conocer en una perspectiva de manera continúa. (Tóbon-Tóbon, Pimienta-Prieto, & García-Prieto, 2010).

Existen diferentes metodos y herramientas para llevar acabo la evaluacion de competencias un de ellas es el estudio de caso, entendiendose este como a quellas situaciones abiertas que plantean abiertas un problema o un dilema realista y exigen una respuesta compleja y reflexiva de parte del evaluado para darle una solucion posible de acuerdo con Diaz- Barriga & Hernandez-Rojas, (2010)

La presente investigacion cuyo proposito es Determinar si existe diferencia en el nivel de competencia del personal de enfermería asistencial según su formación académica, el cual se realizo un estudio de tipo no experimental con diseño transversla, de alcance descriptivo correlaciona, cuya muestra representativa fue de 122 profesionales de enfermeria que laboran en hospitales publicos y privados de Hermosillo, Sonora, y estos fueron seleccionados de manera aleatoria simple.

Los resultados encontrados del total de la muestra el grupo de edad predominante de la poblacion es de 33-46 años de edad ($\overline{X}$ = 32.66, DE=7.60), la mayoria del sexo femenino 73%, con grado universitario escolarizado 52.5%, con un tiempo de terminado menor de 4 años y se encuentran laborando en Hospitales publicos en un 45.9% y la antigüedad laboral es de entre 1 a 5 años con una incidencia de 45.9%, la evaluacion de las competencias calificacion total es de medianamente competente ($\overline{X}$ = 72.49 DE= 3.74), por cada competencia fue la siguiente la competencia HPAMPE ($\overline{X}$ = 77.49 DE= 4.98), CACCH ($\overline{X}$ = 71.69 DE= 6.38) y CAMS ($\overline{X}$ = 63.01 DE= 9.34.74); rechazandose las hipotesis planteadas.

Conclusión: se concluye que el profesional de enfermería del área asistencial que labora en hospitales públicos y privados, es medianamente competente y la competencia que sobresalió es la habilidad para aplicar el método enfermero, seguida por la capacidad de aplicar los conocimientos en el cuidado holístico y en la competencia que no se mostró competente es en la capacidad para administrar medicamentos seguros.

I. INTRODUCCIÓN

Uno de los temas de interés en todos los ámbitos políticos, sociales y sobre todo educativos, es la evaluación uno de los temas más complejos, porque en él intervienen diversos factores; pues este es un proceso de calificar, medir, acreditar, verificar, retroalimentar y tomar decisiones. Aunado a esto en el momento actual el sistema educativo está reformado su curriculum y tomando para ello el modelo educativo de competencias, con el propósito de integrar personas cada vez más competentes a nivel laboral, capaces de enfrentar situaciones reales y poder tomar decisiones de manera correcta. Lo que conlleva que también se utiliza un nuevo enfoque de la evaluación donde no solo se trate el aspecto cognitivo de las personas, si no donde se evalué también aspectos cognitivos, aspectos prácticos o de transferencia, situaciones integradas, y las estrategias meta cognitivas.

1.1 Antecedentes

En términos conceptuales la evaluación de competencias se define como el "Proceso de análisis estructurado y reflexivo, que permite comprender la naturaleza del objeto de estudio y emitir juicios de valor sobre el mismo, proporcionando información para ayudar a cambiar, innovar, mejorar y ajustar la acción educativa" Aramendi,(2012, Pag.70.). Con este nuevo enfoque ,el cual trata de evaluar los aprendizajes significativos, las competencias de asignatura y para la vida, y sobre todo las estrategias del pensamiento desarrolladas por los alumnos. Existen diversos autores que han propuesto e implementado herramientas para llevar acabo este proceso de devaluacion de competentcias como es Rampirez & Albarran,(2009), sobre la guia para evaluar por

•

competencias donde nos dan a conocer las diferentes herramientas que se

pueden utilizar para evaluar las competencias de manera general ,por su parte

Durantel, Lozano, Morales, & Sánchez, (2012), nos presentan su propuesta de

herramientas orientadas a evaluar competencias enfocadas al area de ciencias

de la salud.

Los antecedentes de evaluacion de competencias se ve en el estudio

experiencias de evaluacion de la competencia profesional en enfermeria en el

periodo 1997-1999, de acuerdo con su autoras, Urbina & Barazal, (2002) dicho

estudio hace mencion de los diferentes resultados que se obtuvieron en la

evaluacion de competencias en el area de enfermeria; Barberá (2005) lleva acabo

otro estudio sobre evaluación de competencias complejas: la práctica del portafolio;

otro estudio que refleja el interés de evaluación de competencias es el que se llevó

acabo por parte de Urbina,Rivera & Bacallao, (2007), el cual se evalua las

competencias laborales de los profesionales de enfermeria en servicios de

neonatologia; otro estudio más reciente encontrado donde se evaluan las

competencias sociales en estudiantes de enfermeria llevado acabo por Gonzalez &

Lobato, (2008).

1.2   Planteamiento del Problema.

El término de competencias irrumpió desde hace 20 años, a nivel mundial, desde

ese momento diversos autores como Chomsky, (1985), Richard Boyatzis, (1982),

Bigelow,(1996),Marelli, (2000), Perrenoud, (2004), han tratado de conceptualizar lo

que es una competencia, todos estos autores coinciden en que competencia es

reunión de conocimientos, habilidades, valores y actitudes, para en el momento en

•

que una persona se enfrenta a una situación en su mundo laboral, pueda movilizar todos estos elementos para tomar decisiones de manera correcta.

Actualmente la sociedad mundial se enfrenta al fenómeno de la globalización, el cual trae una nueva etapa en la que se maneja grandes cantidades de información en segundos, donde el conocimiento se renueva en menos de cinco años, (Argudín, 2005). Por lo tanto esto exige que cada individuo que se encuentre insertado en la sociedad deba ser cada vez más competente y poder integrase a ella. Ante esta nueva exigencia a nivel mundial de tener recursos humanos preparados para enfrentar las demandas de la globalización, en los años 90´s a nivel Europa se da los proyectos de reforma curricular y la búsqueda de nuevos modelos que contribuyan a esta demanda donde se desarrolla, por lo cual se diseña el proyecto Tunning, donde se establece que todo individuo de la sociedad del conocimiento tenga las mismas oportunidades laborales y sobre todo sea una persona competente, capaz de adaptarse ante cualquier situación que se le presente en el mundo laboral.

A nivel Latinoamérica se da en el año de 1999, donde se lleva acabo una reunión de los diferentes representantes de los países latinoamericanos, cuya finalidad es de consolidar el fortalecimiento educativo y tomando en consideración las necesidades de cada sociedad. En esta reunión se establecen las competencias para las diferentes disciplinas entre ellas se encuentra la de enfermería, en donde se establece perfil de egreso a nivel licenciatura, el cual es de un profesional con conocimientos científicos, técnicos, humanísticos y con sensibilidad social, critico, creativo e innovador, que aporta, con competencia y calidad, la atención de enfermería a las personas en las diferentes edades, a la familia y la comunidad, y

para ello establece competencias especificas que este profesional debe de tener al

momento de egresar de la educación superior que le permitirá al profesional

desarrollarse en sus diferentes funciones como profesional de enfermería en el

ámbito laboral. (Beneitone, Esquetini, Gónzalez, Maletá, Siufi, & Wagenaar, 2007)

En México existen diferentes universidades las cuales imparten la carrera de la

licenciatura en enfermería, pero no todas empezaron a impartirla a este nivel

superior, en los años 60s la Universidad Nacional Autónoma de México (UNAM), es

la primer institución que oferta esta carrera a nivel superior, posteriormente

diferentes universidades a nivel nacional decidieron restructurar su planes de

estudios de acuerdo a las necesidades de la sociedad y empezaron a impartir esta

carrera a nivel profesional superior, en los años noventa este nivel se lleva en las

diferentes universidades; en el estado de Sonora se oferta en el año de 1997 con la

primer generación de licenciatura en enfermería, anteriormente esta universidad

impartía la carrera de enfermería a nivel técnico al igual que las diferentes

universidades a nivel nacional.

Con todas estas transiciones que se han visto en las restructuración de los

currículo académico en las diferentes universidades, no surge entonces la

siguientes preguntas ¿Existe diferencia en el nivel de competencia que presentan el

personal de enfermería de los hospitales públicos y privados, según la formación

académica (universitaria escolarizada, universitaria niveladora presencial,

universitaria niveladora en línea)?, ¿existe diferencias en el nivel de competencias

de acuerdo al genero?, ¿ existen diferencias en el nivel de competencia de acuerdo al grupo de edad.?, ¿existe diferencia en el nivel de competencia según los años de experiencia laboral?.

1.3   Justificación.

La presente investigación tiene la finalidad, de evaluar tres de las veintisiete competencias que debe de tener el profesional de enfermería al egreso de la carrera, en su ejercicio profesional de acuerdo con su función dentro de cada institución de salud, esto con el estudio de caso; y las competencias que se evalúan son las siguientes: V01) capacidad para aplicar los conocimientos en el cuidado holístico de las personas, familia y comunidad, considerando las diversas fases del ciclo de la vida en los proceso de salud-enfermedad, (V02) habilidad para aplicar la metodología del proceso de enfermería y teorías de la disciplina que organiza la intervención garantizando la relación de ayuda, (V21) capacidad para administrar en forma segura fármacos y otras terapias con el fin de proporcionar, cuidados de enfermería de calidad.

Se pretende analizar las tres competencias para poder identificar las áreas de oportunidad, donde se tiene que brindar la educación y capacitación continua, que el profesional de enfermería necesita para brindar cuidados de enfermería de calidad; los beneficio que se obtendrán al realizar esta investigación, serán de poder conocer las áreas en las que se tiene que orientar la educación del personal, se contaran con herramientas que permitirá evaluar las competencias de enfermería, y así sucesivamente ir diseñando otras herramientas que permitan evaluar al personal de enfermería y también a otros profesionales de la institución, otro beneficio que se

-

obtendrá es de que permitirá obtener información que contribuya al desarrollo de los perfiles y diseños de puesto, del profesional.

1.4   Objetivo.

General.

Determinar si existe diferencia en el nivel de competencia del personal de enfermería asistencial según su formación académica, para determinar el grado de competencias de las enfermeras asistenciales de hospitales públicos y privados

Especifico.

Describir el nivel de competencia considerando: el género, el grupo de edad y los años de experiencia laboral.

1.5 Hipótesis.

Hi: Existe diferencia entre la formación académica y el nivel de competencias que presentan el personal de enfermería del área asistencial

Hi: El profesional de enfermería del sexo femenino obtendrá mejor nivel de competencia que el profesional del sexo masculino.

Hi: El personal de enfermería con más años laborando obtendrá mejor nivel de competencia.

●

1.6 Delimitaciones.

El estudio sobre las competencias del profesional de enfermería, consiste en evaluar el nivel de competencia de tres de las veintisiete competencias que debe de reunir el profesional del cuidado de enfermería, éste se llevará a cabo en profesionales de enfermería que se encuentran laborando en instituciones públicas y privadas del segundo nivel de atención de la ciudad de Hermosillo, Sonora., a través del instrumento de evaluación de competencias de enfermería. El estudio se efectuará a enfermeras profesionales superiores, que hayan concluido sus estudios en las diferentes modalidades académicas existentes, y que tengan laborando más de un año en el área asistencial.

1.7 Limitaciones.

Las limitaciones que se estima se tenga en esta investigación, son de aspecto social, en referente a la evaluación, ya que muchos profesionales ven este aspecto como algo mal visto o que se pretende analizar los aspectos laborales para tener elementos con los cuales puedan despedirlos.

II. MARCO TEORICO

La transición que se está viviendo a nivel mundial en relación con los aspectos sociales, económicos y políticos; conllevan a que la sociedad necesitan de contar con ciudadanos preparados cultural e intelectualmente, cuyo propósito es que puedan enfrentar todos estos desafíos que la sociedad y sobre todo poder dirigir sabia y satisfactoriamente su vida dentro de esta. La educación induce a la sociedad a progresar, pero, al mismo tiempo, tienen que responder y adelantarse a los requerimientos de esta última elaborando estrategias que se adecuen a los programas de estudios que formaran los futuros profesionales y ciudadanos.
En 1998 en la conferencia mundial sobre la educación superior, se dieron a conocer los ejes prioritarios, los cuales figuran una mejor capacitación del personal, y sobre todo la basada en competencias. (Beneitone, Esquetini, Gónzalez, Maletá, Siufi, & Wagenaar, 2007)

2.1 Competencias.

Competencias: interacción reflexiva y funcional de saberes cognitivos, procedimentales, actitudinales y meta cognitivos, enmarcada en principios valorables, que genera evidencias articuladas y potencia actuaciones transferibles a distintos contextos, apoyadas por conocimientos situacional, identificados atreves de evidencia trasformadas realidad. (Cazares & Cuevas, 2007).

●

2.1.1 Clasificación.

Competencias genéricas: Adquiridas en el período escolar y en la práctica del

trabajo. Sirven para cualquier actividad profesional. Son apoyadas en bases

científicas y tecnológicas y en atributos humanos, tales como creatividad,

condiciones intelectuales y capacidad de transferir conocimientos a nuevas

situaciones. Son competencias genéricas para la toma de decisión, iniciativa, la

empatía y la simpatía, la habilidad numérica y computacional, la habilidad verbal y

de conversación. (Cázares-Aponte & Cuevas- de la Garza, 2010)

Competencias específicas: Son aquellas adquiridas en la especialización

profesional. No pueden ser transferibles, a no ser indirectamente, por las habilidades

adquiridas que puedan ser readaptadas. Los contenidos, mientras, son ligados

estrictamente a una especialidad definida. (Alexim, Brígido, & Freire, s/f). De

acuerdo con Beneitone, Esquetini, Gónzalez, Maletá, Siufi, & Wagenaar,

(2007),sobre las competencias genéricas se busca identificar aquellos atributos

compartidos que pudieran generarse en cualquier titulación y que son considerados

importantes por la sociedad además de ser comunes a todas o casi todas las

titulaciones. Las competencias específicas son las que se relacionan con cada área

temática, y tienen una gran importancia para cualquier titulación por que están

específicamente relacionadas con el conocimiento concreto de un área temática. Se

conocen también como destrezas y competencias relacionadas con las disciplinas

académicas y son las que confieren identidad y consistencia a los programas.

•

2.1.2 Competencias de enfermería.

De acuerdo con Beneitone, Esquetini, Gónzalez, Maletá, Siufi, & Wagenaar, (2007), en America Latina, la formacion en enfermeria es responsabilidad exclusiva de las universidades, por la declaracion de la ley de educacion superior de cada pais. En el nivel de pregrado, esta formación tiene orientación generalista, que da cuenta de un profesional capacitado para la asistencia integral de las persona, familia y comunidad y conduce al titulo profesional de enfermera(o), con el grado académico de licenciado. Por lo tanto el perfil de egreso de estos universitarios de área disciplinar de enfermería es formar a profesionales con conocimientos científicos, técnicos, humanísticos y con sensibilidad social, creativo e innovador, que aporta, con competencia y calidad, la atención de enfermería a las personas en las diferentes edades, a la familia y la comunidad.

Las esferas de actuación el cual el profesional de enfermería le permitirá desempeñarse al termino de su formación académica superior:

- Atención integral de enfermería en la red de servicios de salud, tanto del sector publico, como en el privado y organizaciones no gubernamentales.
- En el campo docente, en todos los niveles de educa ion formal y no formal.
- En la gerencia de los servicios de atención de enfermería, en los niveles local, regional y nacional e instituciones de educación y en niveles políticos de salud.
- En el ámbito de la investigación, como diseñador, director, ejecutor y evaluador de proyectos de investigación en salud y de enfermería, en desarrollo social y educación.

•

Uno de los objetivos del proyecto Tunning America Latina, fue identificar las competencias especificas del licenciado en enfermería, los cuales se describen a continuación.

Pegue o escriba el texto a corregir aquí

Capacidad para aplicar los conocimientos en el cuidado holístico de las persona, familia y comunidad, considerando las diversas fases del ciclo de la vida en los procesos de salud enfermedad.

—Habilidad para aplicar la metodología del proceso de enfermeria y completa y teorias de la disciplina que organiza la intervención, garantizando la relación de ayuda.

—Capacidad para documentar y comunicar de forma amplia y completa la información a la persona, familia y comunidad para prever continuidad y seguridad en el cuidado.

—Capacidad para utilizar las tecnologías de la información y la comunicación para la toma de decisiones asertivas y la gestion de los recursos para el cuidado de la salud.

—Respeto por la cultura de los derechos humanos, en la intervenciones de enfermeria en el campo de la salud.

—Habilidad para interactuar en equipos interdisciplinarios y multisectoriales, con capacidad resolutiva para satisfacer las necesidades de salud prioritarias, emergentes y especiales.

—Capacidad para diseñar y gestionar proyectos de investigación.

•

—Habilidad para participar activamente en el desarrollo de las políticas de
salud, respetando la diversidad cultural.

—Capacidad para planificar, organizar, ejecutar y evaluar actividades de
promoción, prevención y recuperación de la enfermedad con criterios de
calidad.

—Capacidad para trabajar dentro del contexto de códigos éticos, normativos y
legales de la profesión.

—Capacidad para diseñar, ejecutar y evaluar programas de educacion en salud
formal y no formal que responden a las necesidades del contexto.

—Capacidad para particiapr en equipos mutidisciplinarios entre la formulación
de proyectos educativos.

—Habilidad y capacidad para promover el proceso de aprendizaje permanente
con personas, grupos y comunidad en la promocion del autocuidado y estilos
de vida saludable en relacion con su medio ambiente.

—Conocimiento y capacidad para aplicar la tecnología y la informática de
investigaciones de enfermería y salud.

—Conocimiento de las distintas funciones, responsabilidades y papeles que
debe desempeñar el profesional de enfermería.

—Capacidad para aplicar en la práctica los principios de seguridad e higiene en
el cuidado de enfermería.

—Conocimiento y habilidad para utilizar los instrumentos inherentes a los
procedimientos del cuidado humano.

—Capacidad para participar activamente en los comites de ética de la práctica
de la enfermería y bioética.

*

—Capacidad para defender la dignidad de la persona y el derecho a la vida en el cuidado interdisciplinarios de la salud.

—Capacidad para administrar en forma segura fármacos y otras terapias con el fin de proporcionar cuidado de enfermeria de calidad.

—Capacidad para reconocer, respetar, y apoyar las necesidades espirituales de la persona.

—Capacidad para participar y concretar en órganizmos colegiados de nivel local, regional, y nacional e internacionales que promueven el desarrollo de la profesión.

—Capacidad para establecer y mantener la relación de ayuda con las personas, familia, comunidad, frente a diferentes cuidados requeridos con mayor enfasís en situaciones críticas y en fase terminal de la vida.

—Capacidad de promover y realizar acciones tendientes a estimular la participación social y desarrollo comunitario en el área de su competencia en salud.

—Demuestra solidaridad ante las situaciones de desastres, catástrofes y epidemias.

—Capaz de gestionar de forma autonoma nuevos servicios de enfermeria.

2.2 Evaluación.

El termino de evaluación continuamente se está utilizando en la vida diaria para aquellas personas que se dedican a la educación, pero en la actualidad no es exclusivo de la educación si no en todo los ámbitos, como político, social y sobre todo en el ámbito de la salud.

•

La evaluación se define como "El proceso y resultado de la recogida de información sobre los alumnos o un grupo de clases con la finalidad de tomar decisiones que afecten a las situaciones de enseñanza" citado por (Castillo & Cabrerizo, 2007), otro de los conceptos más recientes definido por Durante, Lozano, Morales, & Sánchez, (2012), el cual define como proceso continuo, sistemático y reflexivo a través del cual se obtiene información cuantitativa y cualitativa pertinente, valida y fiable acerca de un objeto, lo cual permite identificar fortalezas y áreas de oportunidad para emitir juicios y tomar decisiones fundamentadas a su perfeccionamiento.

Existen diferentes tipos de evaluación y estas dependerán del propósito fin que se pretenda; como lo es la clasificación según el objeto de evaluación en la cual incluye: la evaluación del aprendizaje, evaluación del proceso enseñanza aprendizaje, evaluación curricular, evaluación de instituciones educativas y la meta evaluación; la clasificación según su aplicación en el tiempo, en el incluyen la evaluación diagnostica, la formativa y la sumaria; otra clasificación según los criterios para emitir juicios de valor son la evaluación con base a en un criterio de referencia, la evaluación con base en una norma de referencia y por ultimo la clasificación según su orientación o propósito y en ella involucra la evaluación orientada a la toma de decisiones, la evaluación orientada a la investigación y la evaluación orientada al valor.

Dadas las nuevas concepciones sobre lo que es el sistema educativo y la reforma de curricular y la adquisición de nuevos modelos educativos en los cuales se pretende formar personas más competentes, para la sociedad del conocimiento,

•

en la cual exige personas con capacidades para tomar decisiones y poder enfrentar los cambios que esta conlleva. La evaluación adquiere nuevos valores y significados, los cuales debe de contribuir asegurar que las personas sean valoradas y medidas de manera correcta y que permita tomar decisiones en los momentos pertinente, para poder contribuir a ofrecer personas competentes a la sociedad.

Entonces el proceso de evaluación de competencias requiere evaluar tres aspectos de manera permanente y no solo al finalizar el ciclo escolar de acuerdo con Ramírez & Albarrán, (2009):

a)   Aprendizajes significativos: que se refiere a los conocimientos, habilidades y actitudes que permitan a los estudiantes intervenir en sus contextos en el aquí y ahora.

b)   Competencias de asignatura y para la vida: es decir, capacidades, que se adquieren como resultado de la "acomodación" de aprendizajes significativos que son aplicados en diversos contextos y reflexionados mediante estrategias Meta cognitivas, a fin de que los estudiantes estén conscientes de propias competencias.

c)   Estrategias de pensamiento desarrolladas: que tienen que ver con las estrategias Meta cognitivas que llevan a los estudiantes a identificar las cosas en las que van   construyendo sus aprendizajes y competencias y por tanto les permiten aprender a lo largo de toda la vida.

•

De acuerdo con Cázares & Cuevas, (2010) Para realizar la evaluación de competencias recuperamos seis cuestiona miento esenciales cuya interrelación permite construir una propuesta sólida y coherente de acuerdo con el enfoque de competencias. Es el modelo de hexágono propuesto por Tejeda, (1998); los cuestiona miento esenciales para el diseño del hexágono son:

¿Qué? Refiere al objeto de evaluación, es decir lo que vamos a evaluar. Aquí habrá que pensar en dos componentes básicos: por una parte, la evidencia, según la clasificación propuesta con anterioridad, y los llamados criterios, que caracterizan dicho objeto y que propone un referente para poder establecer comparaciones, además de especificar con mayor precisión justamente que es lo que se pretende evaluar.

¿Para qué? Este es un cuestiona miento que busca darle sentido a las acciones de evaluación. ¿Cómo? Una vez que se tiene claro qué vamos a evaluar y su sentido, debemos pensar en términos metodológicos, es decir, en la técnica más adecuada para llevar a cabo el proceso de evaluación. ¿Con qué? Aquí nos referimos a los instrumentos que se utilizaran para llevar a cabo el proceso. ¿Cuándo? Entendida como una serie de acciones sistematizadas, conviene determinar los momentos en que se llevará a cabo cada evaluación, empezado por la diagnóstica e insertado la formativa y la sumaria, según las necesidades del propio diseño. ¿Quién? Se refiere al agente evaluador, que bien puede ser el propio docente o un externo.

•

2.3 Estudio de casos.

2.3.1 Concepto.

De acuerdo con Díaz- Barriga & Hernández-Rojas, (2010), el estudio de caso se trata de situaciones abiertas que plantean un problema o un dilema realista y exigen una respuesta compleja y reflexiva d parte del evaluado para darle una solución posible. Las situaciones pueden elaborarse por escrito a través de una narración o una descripción en la que se detalle la información relevante, que servirá para movilizar las competencias que se desea evaluar.

2.3.2 Elaboración del instrumento.

Según Durante, Lozano, Morales, & Sánchez, (2012), una vez definido el objetivo por el cual se desarrolla y utiliza el análisis de un caso se debe:

- Recopilar información o datos para poder estructurarlo. se sugiere que estos datos sean obtenidos de:

a) un profesional experto que relate varias situaciones en relación al problema que se quiere analizar y de ahí seleccionar las historias que mejor respondan a los objetivos o criterios fijados. Después de redactado, realiza una segunda entrevista para complementar los datos que hagan falta. Debe conservarse un lenguaje profesional. Se debe modificar los datos personales, lugares y fechas, para evitar la identificación del protagonista.

b) De expedientes clínicos o informes técnicos.

c) Escritos que refieran acontecimientos personales o profesionales donde se presenten con detalle situaciones que incluyan actores bien definidos o un testigo accidental.

-

  - Elegir el formato del caso. Debe considerarse, entre otras cosas, el nivel escolar y el objetivo que se pretende lograr.
  - Redactar el caso. Lo más relevante es la motivación y ello se consigue al integrar conceptos o conocimientos de diferentes materias, lo que genera discusión

2.4 Resultados sobre la evaluación de competencias.

Diversos estudios sean realizados a nivel mundial y Latino américa en relación con la evaluación de competencias, en donde se han realizado diversas metodologías para el abordaje, uno de estos casos es el estudio llevado acabo por Urbina, Soler, & Otero, (2006), en el cual dicha finalidad de evaluar el desempeño del profesional de enfermería que labora en los servicios de neonatología, en la provincia de Ciudad de la Habana. Cuyo resultados obtenidos fueron, el diseño de diferentes instrumentos para la evaluación del desempeño en el servicio de neonatología, los cuales se validaron por diferentes métodos estadísticos, los procedimientos que se evaluaron para este estudio fueron el lavado de manos el cual tuvo mejores resultados en los profesionales de enfermería estudiados, en los procedimientos que menos utiliza el profesional de enfermería es el de método enfermero para brindar cuidados de enfermería , lo cual afecta la valoración, seguimiento y evaluación del neonatal; en general la evaluación del desempeño profesional que fueron evaluados en este estudio muestran insuficiente dominio y preparación, relacionado con las principales técnicas y/o procedimientos observados.

Otro estudio referente a la evaluación de competencias es llevado acabo por

Harrison, Hernández, Cianelli, Rivera, & Urrutia, (2005), en el cual se evalúa las

competencias en investigación para diferentes Niveles de formación de enfermeras:

Una perspectiva latinoamericana, cuyo propósito era estudio fue identificar las

competencias en investigación correspondientes a licenciatura, magisterio y

doctorado en enfermería. Cuyo resultados obtenidos en este estudio fueron son

consistentes con lo señalado por Manfredi (1991), Quien sugiere que cada

enfermera debe ser capaz de leer y evaluar resultados de investigaciones y

aplicarlas en su práctica, y que la enseñanza a nivel de licenciatura debe enfocarse

a estimular una actitud crítica con una base de conocimientos técnicos y científicos.

Los programas a nivel de postgrado de maestría y doctorado deben enfocarse a los

conocimientos de la metodología de investigación y a preparar a los estudiantes

para colaborar con grupos multidisciplinarios o desarrollar sus propias

investigaciones.

III. MÉTODO

La presente investigación es de tipo no experimental de diseño transaccional, descriptivo, correccional no causal, ya que no se manipulara variables, pues su propósito es evaluar al personal profesional de enfermería del área asistencial de hospitales públicos y privados es de alcance descriptivo y correccionales causales, pues se tratara de describir el nivel de competencia que presentan los profesionales de enfermería del área asistencial tanto de hospitales públicos y privados; es correccional por que se verificaran las relaciones de las variables del estudio en relación entre hospitales públicos y privados. (Hernández, Fernández y Baptista, 2004).

3.1 Participantes.

Los participantes para este estudio fueron 122, profesionales de enfermería, que laboran en hospitales públicos y privados de segundo nivel de atención de la ciudad de Hermosillo, Sonora, los cuales fueron seleccionados de manera probabilística aleatoria simple (Hernández -Sampieri, Fernández-Collado, & Baptista-Lucio, 2010)

3.2 Instrumento.

El instrumento de evaluación de competencias del profesional de enfermería, está compuesto por dos apartados en el primer apartado se evalúa los datos socio-demográficos de la muestra y es de tipo cuestionario y el segundo apartado es el

•

instrumento para evaluar las competencias del profesional y está diseñado de acuerdo a la escala tipo Likert (Hernández-Sampieri, Fernández-Collado, & Baptista-Lucio, 2010) y está dividido por tres escalas las que a su vez se dividen en sub-escalas, con ello se pretende evaluar las 3 competencias de las 27 competencias específicas que un profesional debe de desarrollar al termino de sus estudios.

Primera escala: Habilidad para aplicar la metodología del proceso de enfermería, el cual está conformada por 20 ítems, diseñados de acuerdo a la escala tipo Likert, que permitirán evaluar esta competencia y a su vez está conformada por las sub-escala de valoración conformada por 5 ítems de los cuales 4 son afirmaciones negativas y 1 una positiva; la sub-escala diagnostico está conformada por 6 ítems de los cuales 5 son afirmaciones positivas y 1 afirmación negativa; en la sub escala planeación/ejecución conformada por 9 ítems de los cuales todos son afirmaciones positivas.

Segunda escala: Capacidad para aplicar los conocimientos en el cuidado holístico, la cual está conformada por 16 ítems, y está conformado por dos sub-escalas, la primera valorar el conocimiento teórico de enfermería y está integrado por 5 ítems los cuales 4 son afirmaciones positivas y 1 es afirmación negativa; la segunda sub escala de este apartado valora el aspecto teórico de la patología del caso y está conformada por 11 ítems, de los cuales 4 son afirmaciones negativas y 7 son afirmaciones positivas.

•

Tercera escala: valora la capacidad de administrar medicamentos seguros, y está conformada por 10 ítems, de estos 4 son de afirmación negativa y 6 de afirmación positiva.

3.3 Procedimiento.

3.3.1 Aplicación del instrumento.

Para la aplicación de los instrumentos en primera paso fue solicitar el permiso de las instituciones participante, por lo cual se mandó una carta solicitando el permiso y apoyo para la realización del estudio, donde se explicaba el objetivo, las características de la muestra y el fin del estudio Una vez obtenido el permiso solicitado se procedió el inicio de la recolección de la información con las enfermeras seleccionadas por cada institución participante, y el procedimiento era informarle a la participante el objetivo del estudio, como estaba conformado el instrumento la forma de llenarlo y agradecerle su colaboración, se le entregaba un folder tipo manila en el cual contenida el instrumento para su llenado.

3.3.2 Análisis de datos

El análisis de los datos se inició con la codificación del instrumento de evaluación de competencias del profesional de enfermería, y posteriormente se procesaron los datos mediante el paquete estadístico Statistical Package for the Social Sciences (SPSS) versión 20.0 para Windows. Se utilizó estadística descriptiva (frecuencias,

-

porcentajes, moda, etc.) e inferencial (coeficiente de correlación Pearson) para la

comprobación de hipótesis.

RESULTADOS

En el siguiente capítulo se desglosan los resultados obtenidos, a través de tablas y gráficos, utilizando estadística descriptiva y para responder a las hipótesis, estadística inferencial.

Estadística Descriptiva

A continuación se describen los datos sociodemográficos del profesional de enfermería de hospitales públicos y privados que participaron en la evaluación de competencias del profesional de enfermería en el área asistencia, como se reporta en la Tabla 1, donde se observa que el grupo edad predominante de la muestra es del rango de 33-46 años esto en un 36.1%, y el grupo de menor predominio es el de 61-74 años en un 12.3 %; en relación al sexo se observa el 73% es del sexo femenino y el 27% masculino; el estado civil se observa que el 48.4 % son personas que se encuentran soltera; el nivel escolar el 52.5 % es Universitario Escolarizado, el 26.2 % Universitario Nivelación Presencial y un 21.3 % Universitario Nivelación en Línea; se muestra que en un 36.9 % tienen un año las personas de haber concluido los estudios de licenciatura

Tabla 1. Datos sociodemográficos de los profesionales de enfermería de hospitales públicos y privados.

Variable	f	%
Edad		
18-32	21	17.2
33-46	44	36.1
47-60	42	34.4
61-74	15	12.3
Sexo		
Femenino	89	73.0
Masculino	33	27.0
Estado civil		
Casada (o)	53	43.4
Soltera (o)	59	48.4
Unión libre	6	4.9
Divorciada (o)	4	3.3
Escolaridad		
Universitario escolarizado	64	52.5
Universitario nivelación presencial	32	26.2
Universitario nivelación en línea	26	21.3
Año en que concluyo sus estudios de licenciatura		
Un año	45	36.9
Entre dos y cuatro años	42	34.4
Cinco y diez años	35	28.7

Fuente: IECE   *n* = 122

En la Tabla 2 muestra los datos laborales de la muestra de profesionales de enfermería de hospitales públicos y privados y el 87.7% de la muestra pertenece a

•

un hospital público y que el 45.9% tienen una antigüedad laboral en la institución

antigüedad entre 1 a 5 años; y un 32.8% pertenece al turno matutino y el servicio

donde laboran en predominio de la muestra fue el 19.7% en el servicio de

urgencias, el 18% en el servicio de medicina interna y un 13. 9 % en cuidados

intensivos.

Tabla 2. Datos laborales de los profesionales de enfermería de hospitales públicos y privados.

Variable	f	%
Hospital donde labora		
Público	107	87.7
Privado	15	12.3
Antigüedad laboral		
1 a 5 años	56	45.9
6 a 10 años	30	24.6
11 a 15 años	13	10.7
Más de 15 años	23	18.9
Turno en que laboral		
Matutino	40	32.8
Vespertino	47	38.5
Nocturno	28	23.0
Jornada acumulada	6	4.9
Diurno	1	0.8
Servicio en que labora		
Urgencias	24	19.7
Medicina interna	22	18.0
Cirugía	11	9.0
Pediatría	13	10.7
Ortopedia	5	4.1

Cuidados intensivos	17	13.9
Ginecología	13	10.7
Quirófano	15	12.3
Hemodinamía	1	0.8
Quimioterapia	1	0.8

Fuente: IECE   *n* = 122

La Tabla 3 nos muestra la descripción de aquellos ítems donde la muestra contesto incorrectamente de acuerdo a cada competencia evaluada, en la competencia de HPAMPE del total de 20 preguntas de esta parte el 25% se contestó incorrectamente de los cuales fueron la pregunta 1 en un 33.6 % (M=1), pregunta 13 en un 25.4 (M= 2), pregunta 4 en un 23 % (M= 2/5), pregunta 5 en un 28.7 % (M=2), pregunta 3 en un 31.1 % (M= 4); en la competencia de CACCH del total de 16 preguntas de este apartado el 56.25% de las preguntas se contestaron incorrectamente y estas fueron la pregunta 21 45.9% (M=4), pregunta 22 en un 45.9% (M= 3), pregunta 23 un 30.3% (M=1/3), pregunta 27 un 26.2% (M=3), pregunta 28 un 31.1% (M=2), pregunta 29 un 44.3% (M=4), pregunta 32.8% (M=4), pregunta 35 un 30.3% (M=3), pregunta 36 un 23.8% (M=3); en la competencia CAMS del total de 10 preguntas el 90% se contestaron incorrectamente y estas fueron la pregunta 37 un 24.6% (M=2), pregunta 38 un 36.9% (M=4), pregunta 39 un 32.0% (M= 2), pregunta 40 27.9% (M=4), pregunta 41 un 31.1% (M=4), pregunta 43 un 31.1% (M=2), pregunta 44 un 32.0% (M=4), pregunta 45 un 27.4% (M=4), pregunta 46 un 36.9% (M=3).

Tabla 3. Descripción de respuesta incorrecta por Ítems del IECE.

Ítems	M	f	%
H P A M P E			
1. La persona tiene alterado, su percepción del estado general de salud.	1	41	33.6
2. La persona presenta alterado la actividad, el ejercicio, y la recreación.	5	71	58.2
3. La persona tiene alterado la función excretora (intestinal y vesical.)	4	38	31.1
4. La persona tiene problemas en el aporte de alimentos y líquidos y electrolitos.	2/5	28	23
5. La persona tiene problemas en relación con su sueño y periodos de descanso.	2	35	28.7
6. La persona presenta intolerancia a la actividad física.	5	80	65.6
7. La persona presenta una perfusión tisular inefectiva: miocardio.	5	60	49.2
8. La persona presenta una disminución del gasto cardiaco.	5	35	28.7
9. La persona presenta un dolor agudo.	5	92	75.4
10. La persona tiene un riesgo de glicemia inestable.	5	67	54.9
11. La persona tiene un riesgo de caídas.	5	64	52.5
12. El resultado que debe de tener en cuenta de lograr en esta persona es la disminución del gasto cardiaco.	5	37	30.3
13. El segundo resultado que debes de lograr de acuerdo a la prioridad de los problemas de salud presentes en esta persona será el de la tolerancia a la actividad.	2	31	25.4
14. El tercer resultado que debes de lograr en esta persona será disminuir el nivel del dolor.	5	46	37.7
15. El resultado que debes de lograr en esta persona al momento de cuidarla es	4	54	44.3

mantener la glicemia estable.

Ítems	M	f	%
16. Los cuidados que debes de proporcionar a esta persona de primera prioridad es estar valorando el dolor torácico de la persona	5	78	63.9
17. Otro cuidado que debes de proporcionar a esta persona es monitorizar la frecuencia cardiaca, tensión arterial y saturación de oxígeno.	5	112	91.8
18. Proporcionar oxigeno es una de las prioridades de esta persona, y estar vigilando la tensión arterial.	5	101	82.8
19. Mantener el reposo de la persona contribuirá a disminuir el problema de intolerancia a la actividad de la persona.	5	63	51.6
20. El manejo de la administración del medicamento como los nitratos intravenoso contribuirá a disminuir la disminución del gasto cardiaco.	5	67	54.9

Ítems	M	f	%
CACCH			
21. Considera que esta persona es dependiente de ti para realizar el autocuidado.	4	56	45.9
22. Con esta persona tu como profesional de enfermería debes de poner en practica la teoría de Nola pender.	3	56	45.9
23. El desarrollo de ayuda y confianza es de suma importancia para brindar los cuidados humanos de enfermería, esto de acuerdo con Neuman.	1/3	37	30.3
24. La provisión de un entorno de apoyo, protección y correctivo mental, físico, sociocultural, y espiritual; es de suma importancia al momento de brindar el cuidado de enfermería esto de acuerdo a Watson.	5	48	39.3
25. El mantenimiento de los cuidados culturales, son acciones y decisiones profesionales de asistencia, apoyo, facilitación, capacitación, que ayudan a las personas de una cultura determinada. Este es un concepto básico en la teoría de Lenninger.	5	54	44.3
26. Dentro de los marcadores cardiacos que usted debe de tener en cuenta al momento de proporcionar el cuidado de enfermería a esta persona es: *CK, CK-MB, Mioglobina, Troponina, lactato deshidrogenasa.*	5	61	50.0
27. Las Troponina específicas cardiacas se elevan antes de una hora de	3	32	26.2

•

	M	f	%
iniciado el infarto a miocardio.			
28. La mioglobina se eleva después de las tres horas de iniciado el infarto a miocardio.	2	38	31.1
29. Al momento de observar un electro notas que se muestra ondas T picudas, esto significa un signo precoz de infarto agudo a miocardio.	4	54	44.3
30. La localización de un infarto anterior se puede comprobar al momento de valorar ECG, en las derivaciones V1, V2, V3 O V4.	4	40	32.8
31. Las tres manifestaciones fundamentales de la cardiopatía isquémica son: la angina de pecho, el infarto agudo al miocardio y la muerte súbita.	5	54	44.3
32. La onda T representa la repolarización ventricular.	5	44	36.1
33. El dolor torácico repentino es el síntoma más frecuente de un infarto, se percibe como una presión intensa, que puede extenderse o propagarse hasta los brazos y los hombros.	5	77	63.1
34. El origen de una cardiopatía isquémica, puede ser por una ruptura de una placa de ateroma, un proceso embolico, o una obstrucción dinámica.	5	59	48.4
35. La elevación del segmento ST no es indicador de lesión aguda.	3	37	30.3
36. En el ECG, ausencia de onda Q es signo de un infarto agudo al miocardio.	3	29	23.8

Ítems	M	f	%
C A M S			
37. Al momento de preparar usted la nitroglicerina en infusión debe de prepararla en un envase de vidrio, ya que el nitrato se une significativamente al plástico.	2	30	24.6
38. El cubrir la botella de infusión intravenosa ayuda a reducir de manera significativa la degradación de los nitratos.	4	45	36.9
39. La monitorización de la presión arterial se debe de hacer mínimo cada 2 horas en personas que se administra nitroglicerina en infusión.	2	39	32.0

	f	%
40. Los nitratos están contraindicados en personas con heridas en la cabeza, shock e hipertensión intracraneal.	4	34	27.9
41. Si usted detecta que una persona a la cual se le administrara NTG en infusión, y esta cuenta con un parche de NTG, no es necesario retíraselo.	4	38	31.1
42. La cefalea, debilidad, mareos, son los efectos adversos que puede provocar la nitroglicerina en infusión.	5	54	44.3
43. La náusea, vómito, diarrea y dolor abdominal son efectos adversos de la aspirina.	2	38	31.1
44. El clopridogel se puede triturarse o partirse para su administración.	4	39	32.0
45. Si una persona será sometida intervención quirúrgica y esta con tratamiento de clopridogel, no es necesario suspender este.	4	34	27.9
46. Las personas que tienen tratamiento de antiagregantes plaquetarios y tratamiento de insulina presentan hiperglicemias con mayor frecuencia por la incompatibilidad de medicamentos.	3	45	36.9

Fuente: IECE   *n* = 122

H P A M P E= Habilidad para aplicar el método del proceso enfermero, C A C C H= Capacidad para aplicar los conocimientos en el cuidado holístico, C A M S= Capacidad para aplicar medicamentos seguro.

En la tabla 4 nos muestra la estadística descriptiva correlacional del nivel de competencia y la formación del profesional de enfermería, donde se observa que del 2.5% (*f* = 3, n=122) del profesional medianamente competente y que el profesional medianamente competente pertenece a la escolaridad universitaria presencial 9.4% (*f* = 3, n=31).

Tabla 4. Relación del nivel de competencia y la formación académica del profesional de enfermería.

Formación académica	Nivel de competencia.					
	Competente		Medianamente competente		No competente	
	f	%	f	%	f	%
Universitario escolarizado.	–	–	–	–	64	100.0%
Universitario nivelación presencial	–	–	3	9.4%	29	90.6%
Universitario nivelación en línea	–	–	–	–	26	100.0%
Total	–	–	3	2.5%	119	97.5%

Fuente: IECE $n = 122$

La tabla 5 se muestra la relación entre el nivel de competencia y el sexo del profesional donde se observa que del 2.5% (f = 3, n=122) del profesional medianamente competente y pertenece al sexo femenino 3.4% (f = 3, n=89).

Tabla 5. *Relación del nivel de competencia y el sexo del profesional de enfermería.*

*

Sexo del profesional	Nivel de competencia.					
	Competente		Medianamente competente		No competente	
	f	%	f	%	f	%
Femenino	–	–	3	3.4%	86	96.6%
Masculino	–	–	–	–	33	100 %
Total	–	–	3	2.5%	119	97.5%
Fuente: IECE					*n* = 122	

En la tabla 6 nos muestra la estadística descriptiva correlacional del nivel de competencia y el hospital donde labora y se observa que el personal medianamente competente 2.5% (f = 3, n =122) es el que pertenece a un hospital público 2.8%(f = 3, n=107).

Tabla 6. Relación del nivel de competencia y el hospital donde laboran el profesional de enfermería.

Hospital donde laboran	Nivel de competencia.					
	Competente		Medianamente competente		No competente	
	f	%	f	%	f	%
Publico	–	–	3	2.8%	104	**97.2%**
Privado	–	–	–	–	15	**100.0%**
Total	–	–	3	**2.5%**	**119**	**97.5%**

Fuente: IECE   *n* = 122

La tabla 7 nos muestra la estadística descriptiva correlacional entre el nivel de competencia y los años laborando en el hospital y se observa que el personal medianamente competente 2.5% (f= 3, n=122), pertenecen al grupo de edad de 6 a 10 años 10% (f= 3, n=30)

Tabla 7.Relación del nivel de competencia y años laborando en el hospital.

Años laborando	Competente		Medianamente competente		No competente	
	f	*%*	*f*	*%*	*f*	*%*
1 A 5 AÑOS	—	—		—	56	**100.0%**
6 A 10 AÑOS	—	—	3	10.0%	27	**90.0%**
11 A 15 AÑOS	—	—	—	—	13	**100.0%**
MAS DE 15 AÑOS	—	—	—	—	23	**100.0%**
Total	—	—	3	2.5%	119	97.5%

Fuente: IECE $n = 122$

La tabla 8 nos muestra la estadística descriptiva correlacional del nivel de competencia y el servicio donde labora el profesional de enfermería, observándose que del 2.5% (f=3, n=122) medianamente competentes, el 7.7% (f =1, n=13) se encuentra en el servicio de pediatría, y un 11.8% (f=2, n=17) al servicio de cuidados intensivos.

Tabla 8. Relación del nivel de competencia y servicio donde laboran

Años laborando	Nivel de competencia.					
	Competente		Medianamente competente		No competente	
	f	*%*	*f*	*%*	*f*	*%*
Urgencias	–	–	–	–	24	100.0%
Medicina Interna	–	–	–	–	22	100.0%
Cirugía	–	–	–	–	11	100.0%
Pediatría	–	–	1	7.7%	12	92.3%
Ortopedia	–	–	–	–	5	100.0%
Cuidados Intensivos	–	–	2	11.8%	15	88.2%
Ginecología	–	–	–	–	13	100.0%
Quirófano	–	–	–	–	15	100.0%
Hemodinamia	–	–	–	–	2	100.0%
Total	–	–	3	2.5%	119	97.5%

Fuente: IECE   *n* = 122

En la tabla 9 nos muestra la estadística descriptiva correlacional de la competencia de habilidad para aplicar el método del proceso de enfermería en relación con la formación académica donde se observa que del total de la muestra el 40.2% (*f* = 49, n=122), es medianamente competentemente en esta aspecto y de estos el 45.3% (*f*=29, n=64) son de la formación universitario escolarizado.

Tabla 9. Nivel competencia de la habilidad para aplicar el método del proceso de enfermería en relación con la escolaridad (HPAMPE) y la formación académica

	Nivel de competencia de la HPAMPE.					
Formación académica	Competente		Medianamente competente		**No competente**	
	f	%	f	%	f	%
Universitario escolarizado.	–	–	29	45.3%	35	**54.7%**
Universitario nivelación presencial	–	–	13	40.6%	19	**59.4%**
Universitario nivelación en línea	–	–	7	26.9%	19	**73.1%**
Total	–	–	**49**	**40.2%**	**73**	**59.8%**

Fuente: IECE $n = 122$

En la tabla 10 nos muestra la estadística descriptiva correlacional de la competencia de la capacidad de aplicar los conocimientos en el cuidado holístico relación con la formación académica donde se observa que del total de la muestra el 2.5% (f= 3, n=122) son competentes y de estos el 1.6% (f=1,n=64) es universitario escolarizado y el 7.7% (f=2,n= 26) es universitario de la nivelación en línea.

Tabla 10. Nivel competencia de la capacidad de aplicar los conocimientos en el cuidado holístico (CACCH) y la formación académica

Formación académica	Nivel de competencia de la CACCH					
	Competente		Medianamente competente		No competente	
	f	%	f	%	f	%
Universitario escolarizado.	1	1.6%	3	4.7%	60	93.8%
Universitario nivelación presencial	–	–	3	9.4%	29	90.6%
Universitario nivelación en línea	2	7.7%	2	7.7%	22	84.6%
Total	3	2.5%	8	6.6%	111	91.0%

Fuente: IECE *n* = 122

En la tabla 11 nos muestra la estadística descriptiva correlacional de la competencia de la capacidad de aplicar medicamentos seguros, relación con la formación académica donde se observa del total de la muestra el 0.8% (f=1, n=122), es medianamente competente y de estos el 3.1 % (f=1, n=34) es de la formación universitaria presencial.

Tabla 11. Nivel competencia de la capacidad para aplicar medicamentos seguros (CAMS) y la formación académica

Formación académica	Nivel de competencia de la CAMS					
	Competente		Medianamente competente		No competente	
	f	%	f	%	f	%
Universitario escolarizado.	–	–	–	–	64	100.0%
Universitario nivelación presencial	–	–	1	3.1%	31	96.9%
Universitario nivelación en línea	–	–	–	–	26	100.0%
Total	–	–	1	0.8%	121	99.2%

Fuente: IECE   *n* = 122

La tabla 12 nos muestra la relación entre el nivel de competencia   de la HPAMPE y el sexo del profesional de enfermería, donde se observa que del total de la muestra el 40.2 % (f 49, n=122) son medianamente competentes en esta competencia y de ellos el 41.6% (f=37, n=49) son del sexo femenino.

Tabla 12. Nivel competencia de la habilidad para aplicar el método del proceso de enfermería en relación con la escolaridad (HPAMPE) y el sexo del profesional de enfermería

Sexo del profesional	Nivel de competencia.					
	Competente		Medianamente competente		No competente	
	f	%	f	%	f	%
Femenino	–	–	37	41.6%	52	**58.4%**
Masculino	–	–	12	36.4%	21	**63.6%**
Total	–	–	**49**	**40.2%**	**73**	59.8%

Fuente: IECE $n = 122$

La tabla 13 nos muestra la relación entre el nivel de competencia de la CACCH y el sexo del profesional de enfermería, donde se observa que del total de la muestra el 2.5% (f =3, n=122) son competentes en esta competencia y de ellos el 6.1% (f=2, n=3) son del sexo masculino.

Tabla 13. Nivel competencia de la habilidad para aplicar el método del proceso de enfermería en relación con la escolaridad (CACCH) y el sexo del profesional de enfermería

	Nivel de competencia.					
Sexo del profesional	Competente		Medianamente competente		**No competente**	
	f	%	f	%	f	%
Femenino	1	1.1%	6	6.7%	82	92.1%
Masculino	2	6.1%	2	6.1%	29	87.9%
Total	3	2.5%	8	6.6%	111	91.0%

Fuente: IECE   *n* = 122

La tabla 14 nos muestra la relación entre el nivel de competencia de la CAMS y el sexo del profesional de enfermería, donde se observa que del total de la muestra el 0.8 % (f =1, n=122) son medianamente competentes en esta competencia y de ellos el 1.1 % (f=1, n=1) y es del sexo femenino.

Tabla 14. Nivel competencia de la habilidad para aplicar el método del proceso de enfermería en relación con la escolaridad (CAMS) y el sexo del profesional de enfermería

Sexo del profesional	Nivel de competencia.					
	Competente		Medianamente competente		No competente	
	f	%	f	%	f	%
Femenino	—	—	1	1.1%	88	98.9%
Masculino	—	—	—	—	33	100.0%
Total	—	—	1	0.8%	121	99.2%

Fuente: IECE   *n* = 122

En la tabla 15 nos muestra la estadística correlacional descriptiva entre el hospital donde laboran y HPAMPE, donde se observa que el 40.2 % (f=49, n=122), son medianamente competentes en la competencia HPAMPE y de estos pertenecen 41.1 % (f=44, n=107), pertenecen a un hospital público.

Tabla 15. Nivel competencia de la habilidad para aplicar el método del proceso de enfermería (HPAMPE) y el hospital donde laboran

Hospital donde laboran	Nivel de competencia.					
	Competente		Medianamente competente		No competente	
	f	%	f	%	f	%
Publico	–	–	44	41.1%	63	58.9%
Privado	–	–	5	33.3%	10	66.7%
Total	–	–	49	40.2%	73	59.8%

Fuente: IECE   *n* = 122

En la tabla 16 nos muestra la estadística correlacional descriptiva entre el hospital donde laboran y CACCH, se observa que el 2.5% (f=3, n=122) es competente, de los cuales el 2.8% (f=3, n=96) pertenecen a un hospital público.

Tabla 16. Nivel competencia de la capacidad de aplicar los conocimientos en el cuidado holístico (CACCH) y hospital donde laboran

Hospital donde laboran	Nivel de competencia.					
	Competente		Medianamente competente		No competente	
	f	%	f	%	f	%
Publico	3	2.8%	8	7.5%	96	89.7%
Privado	–	–	–	–	15	100.0%
Total	3	2.5%	8	6.6%	111	91.0%

Fuente: IECE   *n* = 122

•

En la tabla 17 nos muestra la estadística correlacional descriptiva entre el
hospital donde laboran y CAMS, el 0.8% (f=1, n=121) es medianamente competente,
el cual pertenece a un hospital público.

*Tabla 17. Nivel competencia de la capacidad para aplicar medicamentos seguros
(CAMS) y hospital donde laboran*

Hospital donde laboran	Nivel de competencia.					
	Competente		Medianamente competente		No competente	
	f	%	f	%	f	%
Publico	–	–	1	0.9%	106	**99.1%**
Privado	–	–	–	–	15	**100.0%**
Total	–	–	1	0.8%	121	99.2%

Fuente: IECE *n* = 122

En la tabla 18 nos muestra la estadística correlacional descriptiva entre la HPAMPE
y la antigüedad laboral, del total de la muestra, el 40.2% (f=49, n=122), es
medianamente competente, del cual el grupo 6 a 10 años de edad en un 50.0%
(f=15, n=30) representa mayor incidencia.

Tabla 18. Nivel competencia de la habilidad para aplicar el método del proceso de enfermería (HPAMPE) y años de antigüedad laboral

Años laborando	Nivel de competencia.					
	Competente		Medianamente competente		No competente	
	f	%	f	%	f	%
1 A 5 AÑOS	–	–	22	39.3%	34	**60.7%**
6 A 10 AÑOS	–	–	15	50.0%	15	**50.0%**
11 A 15 AÑOS	–	–	4	30.8%	9	**69.2%**
MAS DE 15 AÑOS	–	–	8	34.8%	15	**65.2%**
Total	–	–	49	**40.2%**	73	**59.8%**

Fuente: IECE $n = 122$

En la tabla 19 nos muestra la estadística correlacional descriptiva entre la antigüedad laboral y la CACCH, donde se muestra el 2.5% (f=3, n=122) como competente, y de estos pertenecen al grupo de edad de más de 15 años el 8.7% (f=2, n=23), y en el grupo de edad de 1 a 5 años en un 1.8% (f=1, n=56).

Tabla 19. Nivel competencia de la capacidad de aplicar los conocimientos en el cuidado holístico (CACCH) y años de antigüedad laboral

Años laborando	Nivel de competencia.					
	Competente		Medianamente competente		No competente	
	f	%	f	%	f	%
1 A 5 AÑOS	1	1.8%	3	5.4%	52	**92.9%**
6 A 10 AÑOS	–	–	3	10.0%	27	**90.0%**
11 A 15 AÑOS	–	–	–	–	13	**100.0%**
MAS DE 15 AÑOS	2	8.7%	2	8.7%	19	**82.6%**
Total	**3**	**2.5%**	**8**	**6.6%**	**111**	**91.0%**

Fuente: IECE   *n* = 122

En la tabla 20 nos muestra la estadística correlacional descriptiva entre la antigüedad laboral y la CAMS, donde se observa que del total de la muestra el 0.8% (f= 1, n=122) es medianamente competente este pertenece a la antigüedad laboral de 6 a 10 años en un 3.3% (f=1, n=30).

Tabla 20. Nivel competencia de la capacidad para aplicar medicamentos seguros (CAMS) y años de antigüedad laboral

| | Nivel de competencia. | | | | | |
| Años laborando | Competente | | Medianamente competente | | No competente | |
	f	%	f	%	f	%
1 A 5 AÑOS	–	–	–	–	56	100.0%
6 A 10 AÑOS	–	–	1	3.3%	29	96.7%
11 A 15 AÑOS	–	–	–	–	13	100.0%
MAS DE 15 AÑOS	–	–	–	–	23	100.0%
Total	–	–	1	0.8%	121	99.2%

Fuente: IECE   *n* = 122

Estadística inferencial.

En la tabla 21 se observa que la edad promedio fue de 32.66 años (DE=7.60), la media del total de la evaluación fue de 72.49 (DE=3.74), por áreas la puntuación media fue HPAMPE DE 77.86 (DE=4.98), CACCH de 71.69 (DE=6.38), CAMS de 63.01 (DE=9.34). De acuerdo a la prueba de normalidad, test de Kolmorov-Smirnov (Martínez- González, Sánchez-Villegas, & Faulin-Fajardo, 2008), la distribución de los datos muestra normalidad, (p >0,05), por lo que se utilizará estadística paramétrica.

Tabla 21. Prueba de normalidad   test de Kolmorov-Smirnov

Variable	$\overline{X}$	DE	Valor Mínimo	Valor Máximo	D	Valor de p
Edad	32.66	7.60	22	63	1.13	.152
Total evaluación	72.49	3.74	63.04	79.57	1.05	.214
HPAMPE	77.86	4.98	62.00	88.00	1.20	.111
CACCH	71.69	6.38	58.75	90.00	1.20	.107
CAMS	63.01	9.34	42.00	84.00	1.0	.266

Fuente: IECE $n = 122$

Para comprobar las hipótesis, H2: El personal de enfermería con más años laborando obtendrá mejor nivel de competencia, se utilizó la prueba de correlación de Pearson, como se muestra en la Tabla 22 se obtuvo que no existe significancia estadística entre la antigüedad laboral y en nivel de competencia (p = .40), al igual que con la escolaridad (p =.49). Sin embargo de forma adicional se observa significancia estadística, pero una correlación moderada entre la antigüedad y la escolaridad entre los profesionales de enfermería.

Tabla 22. Correlación de Pearson para las variables escolaridad, antigüedad laboral y nivel de competencia.

	total	Escolaridad de los profesionales de enfermería	Antigüedad laborar del profesional de enfermería	val (agrupado)	Diag. (agrupado)	planeación (agrupado)	pe (agrupado)	Teo (agrupado)	Adam (agrupado)
Total, nivel de competencia	1								
Escolaridad de los profesionales de enfermería	.062	1							
	.499								
Antigüedad laborar del profesional de enfermería	-.003	.445**	1						
	.970	.000							
Valoración	-.070	-.032	.076	1					
	.446	.724	.408						
Diag. (agrupado)	.177	.187*	.145	-.063	1				
	.052	.039	.112	.489					
planeación (agrupado)	-.183*	-.095	-.014	-.343**	.128	1			
	.044	.297	.875	.000	.161				
pe (agrupado)	-.022	-.141	-.047	.270**	.384**	.255**	1		
	.809	.122	.610	.003	.000	.005			
Teo (agrupado)	.226*	.141	.122	.121	-.055	-.219*	-.242**	1	
	.012	.120	.179	.183	.548	.015	.007		
Adam (agrupado)	.573**	.035	-.002	-.040	.101	-.105	.111	-.027	1
	.000	.699	.983	.663	.268	.251	.224	.769	

H3: El profesional de enfermería asistencial de hospitales privados obtendrá un nivel de competencia de excelencia en relación con el personal profesional de hospitales públicos, al aplicar la prueba t de Student, por tipo de hospital, no se encontró

•

diferencia significativa en la media del nivel de competencia del personal de los
hospitales públicos (2.57) y los de los hospitales privados (2.57), con una
significancia >.05 (p=.568), como se observa en la tabla 23.

Tabla 23. Prueba T de Student Nivel de competencia por tipo de hospital.

	Hospital	N	Media	Diferencia de medias	F	Sig.
Total	Publico	107	72.8078	2.57592	.328	.568
	Privado	15	70.2319	2.57592		

Para comprobar la hipótesis, El profesional de enfermería del sexo femenino
obtendrá mejor nivel de competencia que el profesional del sexo masculino, se
verifico a través de la prueba t de Student, al aplicar la prueba, no se encuentro
diferencia significativa (p = .732), con diferencia de medias de femenino y masculino
(-.19733) como se muestra en la tabla 24.

Tabla 24. Medias Aritméticas en Muestras Independientes t de Student.

	Sexo	N	Media	Diferencia de medias	F	Sig.
Total	Femenino	89	72.4377	-.19733	.118	.732
	Masculino	33	72.6350	-.19733		

•

V. CONCLUSIONES Y RECOMENDACIONES

Conforme a las hipótesis planteadas en el presente estudio las cuales son, si existe diferencia entre la formación académica y el nivel de competencias que presentan el personal de enfermería del área asistencial, si el profesional de enfermería asistencial de hospitales privados obtendrá un nivel de competencia de excelencia en relación con el personal profesional de hospitales públicos, si el profesional de enfermería del sexo femenino obtendrá mejor nivel de competencia que el profesional del sexo masculino, el personal de enfermería con más años laborando obtendrá mejor nivel de competencia.

Se repasara de manera breve los resultados estadístico descriptivos obtenidos en el estudio, donde se encontró en lo datos sociodemográficos de la muestra la mayoría está integrada por personas adultos jóvenes en el rango de 33-45 años del sexo femenino con una formación escolar universitario escolarizado, la antigüedad de haber concluido sus estudios universitarios era de un año. (Tabla 1)

En los datos laborales se encontró que la mayoría labora en un hospital público, la antigüedad laboral que tienen dentro de la institución es menor a cinco años y se encuentran laborando en el turno matutino, los servicios donde laboran la mayoría de la muestra es en medicina interna y cuidados intensivos. (Tabla 2)

•

En la descripción del instrumento y la incidencia contestar erróneamente, en el apartado de HPAMPE del total de 20 preguntas 5 fueron las que no contestaron de manera correcta, el apartado de CACCH del toral de 16 preguntas 9 fueron las que no contestaron correctamente, en referente a la competencia de CAMS de total de ítems realizados que fueron 10, y 9 se contestaron de manera incorrecta. (Tabla 3)

La estadística descriptiva correlacional, donde se relacionó el nivel de competencia y la formación profesional, hospital donde laboran, años laborando dentro de la institución, y el servicio donde laboran, se encontró que no hay personas competitivas solo se presentaron 3 personas medianamente competitivas y estas eran de formación   universitaria nivelación presencial, las cuales se encuentran laborando en un hospital público, los años laborando en este están en el rango de 6 a 10 años dentro de la institución, y los servicios donde se encuentran son cuidados intensivos y pediatría. (Tabla 4, 5, 6, 7,8).

Realizando la correlación descriptiva de manera específica con las tres competencias evaluadas (HPAMPE, CACCAH y CAMS) y la formación académica, sexo del profesional, hospital donde laboran, antigüedad laboral se encontró que en la competencia de HPAMPE, el nivel universitario escolarizado se encuentra competentes , pertenecen al sexo femenino , trabajan en un hospital público y el grupo de edad al que pertenecen es al 6 a 10 años de antigüedad laborando (Tabla 9,12,15,19); en la competencia de CACCH, se encontró que las personas medianamente competitivas son del nivel de escolaridad universitarios en línea, son

•

del sexo femenino pertenecen a un hospital público y su antigüedad laboral es de 1 a 5 años laborando en la institución. (Tabla 10,13, 16,19); en la competencia de CAMS, se encontraron medianamente competentes y fueron los universitarios presenciales los que sobresalieron, son del sexo femenino, pertenece a un hospital público, su antigüedad laboran dentro de la institución es de 1 a 5 años. (Tabla 11, 14, 17,20).

La estadística inferencial utilizada para comprobación de hipótesis fue en primer lugar someter los datos a una prueba de normalidad, utilizando el Test de Kolmorov-Smirnov, posteriormente se usó la correlación bivariada de Pearson y prueba de T student para comprobación de hipótesis, obteniéndose los siguientes resultados: Prueba de normalidad K-S, se encontró que los datos mostraban una normalidad ($p>0.05$), por lo cual se utilizaría pruebas paramétricas para la comprobación de hipótesis; la comprobación de las hipótesis 1 donde se planteaba si existía diferencia entre el nivel de competencia y la formación académica no se encontró diferencia significativa ya que se obtuvo una ($p= .499$), en la correlación de Pearson el cual se considera una asociación moderada, en relacion con la comprobacion de la hipotesis 4, la cual es si el personal de enfermería con más años laborando obtendrá mejor nivel de competencia, se encontró que hay una asociación fuerte entre el nivel de competencia y los años laborados pues se obtuvo una asociación fuerte entre los datos ya que la prueba de correlación obtuvo ($p= .970$), (Martínez-González, Sánchez-Villegas, & Faulin-Fajardo, 2008. Pag.553), para la comprobación de la hipótesis 2 se utilizó la prueba T Student   se encontró que no existe diferencia significativa entre el nivel de competencia y el hospital donde

•

laboran pues en esta prueba se obtuvo un Sig. = 0.558), con una diferencia de

medias de 2.57 una sig. Bilateral de públicos de 0.012 y privados de 0.018. Por lo

tanto se rechaza la hipótesis de que existen diferencias; la hipótesis 3 en donde se

estableció si existe diferencia entre el sexo y el nivel de competencia se encontró

que   no hay diferencia ya que la prueba T student se obtuvo un a Sig. = .732 con

una diferencia de medias de -.197, con significancia bilateral de femenino de .797 y

masculino .791. (Blair & Taylor, 2008)

Con estos resultados obtenidos en la evaluacion de competencias para el

profesional de enfermeria en el area asistencial y haciendo un analisis con los

antecedentes encontrados en relacion con el tema, el cual existe poca evidencias

cientificas del tema ya que el modelo de competencias a nivel mundial tiene menos

de 30 años que se empezo con este modelo y a nivel nacional alrededor de 20 años

y en el estado se esta hablando el termino a finales del los 90´s, y la adopcion de

este modelo en los niveles superiores del estado es apartir del 2000 en delante en el

departamento de enfermeria es alrededor de 8 años.

En el estudio de Urbina, Soler, & Otero, (2006), se diseñaron y evaluaron

instrumentos para la evaluacion de competencias donde se encontro que el

profesional en este estudio muestran insuficiente dominio y preparación, relacionado

con las principales técnicas y/o procedimientos observados, y el procedimiento que

mas dominan las enfermeras es el lavado de manos y el metodo enfermero es uno

de los menos utilizados por parte del profesional de enfermeria, se concuerda con

•

este estudio ya que presente estudio se encontro que el profesional de enfermeria que labora en hospitales publico y privados obtubo en general un resultado medianamente competente con una calificacion 72.49, de las competencias evaluadas la que mejor calificacion que se obtuvo fue la competencia relacionada con el la habilidad para la aplicación del metodo enfermero donde se obtuvo una calificacion de 77.86, la siguiente competencia CACCH donde se obtuvo 71.69, la tercer competencia CAMS, donde se obtuvo la más baja calificación fue de 63.01.

Actualmente el proyecto tunnig dieseño y formulo 27 competencias que debe de cumplir el profesional de enfermeria, en el presente estudio solo se evaluaron 3, y con los resultados nos dan una panoramica de las acciones que se pueden tomar con esta evaluacion, la primera es diseñar mas estudios donde se evaluaen el resto de las competencias para el profesional de enfermeria, segundo con estos resultados obtenidos diseñar programas de educacion continua tomando como lineas estas tres competencias, y tercera sugerencia posterior a ese curso hacer una evaluacion pre y una post para ver la mejora de las competencias y por ultimo seguir evaluando al profesional de enfermeria con el objetivo de mejorar el cuidado de enfermeria y ofrecer una calidad y calidez al momento de esta atendiendo a una persona.

REFERENCIAS BIBLIOGRAFICAS.

Adams, M., & Holland, N. (2009). *Farmacología para enfermería.* Madrid, España:
PEARSON Prentice Hall.

Alexim, J. C., Brígido, R., & Freire, L. (2006). *Organizacion internacional del trabajo
(OIT).* Recuperado el 05 de 09 de 2012, de Organizacion Internacional del
trabajo:
www.oei.es/etp/certificacion_competencias_profesionales_glosario.pdf

American Heart Association. (2011). *Soporte vital cardiovascular avanzado.* Estados
Unidos Americanos: PROUS SCIENCE.

Aramendi-Jauregui, P. (23 de Mayo de 2012). *Evaluar competencias en la educacíon
obligatoria.* Obtenido de Evaluar competencias en la educacíon obligatoria.

Argudín, Y. (2005). *Educación basada en competencias: Nociones y Antecedentes.*
México: Trillas.

Beneitone, P., Esquetini, C., Gónzalez, J., Maletá, M. M., Siufi, G., & Wagenaar, R.
(2007). *Reflexiones y pespectivas de la educacion superior en America
Latina.* Recuperado el 01 de 09 de 2012, de Proyecto Tunnig:

* http://tuning.unideusto.org/tuningal/index.php?option=com_docman&Itemid=1 91&task=view_category&catid=22&order=dmdate_published&ascdesc=DESC

Blair, R. C., & Taylor, R. A. (2008). *Bioestadística.* (A. González-Sarmiento, & V. d. Alba-Ramírez, Trads.) México: PEARSON.

Castillo-Arredondo, S., & Cabrerizo-Diago, J. (2007). *Evaluacion educativa y promocion escolar.* Madrid, España: PEARSON-Prentice Hall.

Cázares-Aponte, L., & Cuevas- de la Garza, J. F. (2010). *Planeación y evaluación basada en competencias.* México: Trillas.

Diáz- Barriga, F., & Hernández-Rojas, G. (2010). *Estrategias Docentes para un Aprendizaje Significativo: Una interpretacion constructivista* (Tercera ed.). Mexico: Mc Graw-Hill.

Dochterman, J. M., & Bulechek, G. (2005). *Clasificacion de intervenciones de enfermeria* (Cuarta ed.). Madrid, España: ELSEVIER Mosby.

Durante-Montiel, M. I., Lozano-Sanchez, J. R., Morales-López, S., & Sánchez-Medciola, M. (2012). *Evaluación de competencias en ciencias de la salud.* México: Panamericana.

•

Emergency Nurses Association. (2002). *Enfermería de Urgencias* (Quinta ed.). (P.

Camps, O. Nuñez, & C. Valledor, Trads.) Madrid, España: Mc Graw-Hill.

Gutiérrez, P. (2003). *Procedimientos en la unidad de cuidados intensivos.* México:

Mc Graw-Hill.

Guy, D. (2007). *Guía de boslillo de ECG* (Segunda ed.). Madrid, España: Mc GRAW

-HILL.

Harrison, L., Hernández, A. R., Cianelli, R., Rivera, M. S., & Urrutia, M. (2005).

Competencias en investigacion para diferentes niveles de formacion de

enfermeras: perspectiva latinoamericana. Recuperado el 12 de 09 de 2012,

de Scielo: http://www.scielo.cl/pdf/cienf/v11n1/art07.pdf

Hernández-Sampieri, R., Fernandez-Collado, C., & Baptista-Lucio, P. (2010).

Metodologia de la Investigación (5ta ed.). Mexico: McGraw-Hill.

Johnson, M., Bulechek, G., Butcher, H., Dochterman, J. M., Maas, M., Moorhead, S.,

y otros. (2007). *Interrelaciones: NANDA, NOC Y NIC* (Segunda ed.). Madrid,

España: ELSEVIER MOSBY.

Landero-Hernandez, R., & Gonzalez-Ramirez, M. (2005). *Estadistica con SPSS y Metodologia de la investigacion.* Monterrey, México: Facultad de Psicologia U.A.N.L.

Martínez- González, M. A., Sánchez-Villegas, A., & Faulin-Fajardo, J. (2008). *Bioestadística Amigable.* Madrid, España: Diaz de Santos.

Moorhead, S., Johnson, M., & Moorhead, S. (2005). *Clasificación de resultados de enfermería (NOC)* (Tercera ed.). Madrid, España: ELSEVIER.

Morán-Aguilar, V., & Mendoza-Robles, A. L. (2010). *Proceso de enfermería: Uso de los lenguajes NANDA,NIC Y NOC, Modelos referenciales.* México: Trillas.

NANDA International. (2010). *Diagnósticos Enfermeros: Definiciones y clsaificación 2009-2011.* Barcelona, España: ELSEVIER.

Ortega, M. C., Puntunet, M. L., Suárez, M. G., Lejia, C., Montesinos, G., Cruz, G., y otros. (2011). *Guías de práctica clínica cardiovascular.* México: Panamericana.

Ramirez-Apáez, M., & Albarran-Ortega, A. (2009). *Guía para evaluar por competencias.* México: Trillas.

•

Rodríguez, C., & Garfias, A. (2007). *Farmacoloía para enfermeras*. México: Mc Graw
Hill.

Ruiz-Iglesisas, M. (2010). *Enseñar en términos de competencias*. México: Tríllas.

Sociedad Argentina de Terapia Intensiva. (2007). *Terapia Intensiva*. Buenos Aires,
Argentina: Panamericana.

Tintinalli, J. E., Kelen, G. D., & Stapczynski, J. S. (2006). *Medicina de Urgencias*
(Sexta ed., Vol. I). Mexico: Mc Graw-Hill.

Tóbon-Tóbon, S., Pimienta-Prieto, J. H., & García-Prieto, J. A. (2010). *secuencia
didacticas: aprendizaje y evaluación de competencias*. México: PEARSON.

Urbina, O., Soler, S. F., & Otero, M. (23 de 02 de 2006). *Revista educación Medica
Superior*. Recuperado el 12 de 09 de 2012, de Revista educación Medica
Superior: http://bvs.sld.cu/revistas/ems/vol20_1_06/ems04106.htm

Valenzuela- González, J. R. (2006). *Evaluación de instituciones educativas*. México:
Trillas.

ANEXOS

-

CASO CLÍNICO

A continuación se te presenta el caso clínico del área de urgencias, el cual realizaras la lectura y análisis de la información, el cual te permitirá contestar el documento que se te proporciono.

Datos generales.

Usuaria de 60 años de edad, con antecedentes de hipertensión arterial y diabetes de 20 años de padecimientos, el cual trata con candersartan una tableta cada 24 hrs, niega alergias a medicamentos o comida; comenta vivir con hijos y se encuentra actualmente jubilada.

Resumen y evolución del padecimiento actual.

Persona que acude al servicio de urgencias refiriendo dolor en región torácica, de tipo opresivo, con presencia de nauseas, sudoración intensa, esto le sucedió en el momento que se encontraba en su casa acostada en la cama.

Tratamiento médico:

1. AHNO

2. Oxígeno a 3 litros por minuto.

3. Solución glucosado 5% 250 +1 amp NTG / dosis respuesta

4. Asa 100 mg VO DU

5. Clopriogel 75 mg VO DU

6. Toma de BH, QS, PC, ES, TP, TTP

7. Toma de EKG

8. Revaloración

•

Valoración de enfermería.

Se trata de adulta mayor que se recibe a las 14 hrs, en la cama número 10, alerta, consiente, con saturación de oxigeno de 95%, con apoyo para ello de puntas nasales a 3 Lts. por minuto, presentando polipnea (Fr 28 x min), campos pulmonares con buena entrada y salida de aire; con buena coloración de piel y tegumentos, con acceso venoso periférico en miembro superior derecho permeable, infundiendo solución cristaloide de glucosada al 5% 250 ml más 1 ámpula de nitroglicerina a una velocidad de infusión de 10 mililitros por hora, presentando una 180/100, frecuencia cardiaca de 96 por minuto, temperatura de 36.5, llenado capilar menor de 3 segundos; se encuentra en reposo absoluto, debido que al movilizar incrementa mayor la disnea, manifiesta tener dolor en 7 de una escala de (0 – 10) en región de pecho, el cual ha ido disminuyendo desde su ingreso por el momento no ha presentado diuresis ni evacuación intestinal, pues tiene cuatro horas de ingreso al hospital; se mantienen en ayuno, glicemia capilar reporta 70 mg/dl.

•

Instrumento de evaluación de competencias de profesionales de enfermería del área asistencial.

Buen día: ¡Hola! Primero que nada, *gracias por participar en este estudio de evaluación de competencias al profesional de enfermería del área asistencial,* contestando este instrumento, el cual busca *determinar el nivel de competencia* que tienen los *profesionales de enfermería de hospitales públicos y privados,* con el propósito de conocer y poder contribuir a *diseñar programas de capacitación en las instituciones participantes.*

Con la confianza de que la información que proporciones es **CONFIDENCIAL**, te invitamos a leer con cuidado cada pregunta y responder honestamente. Tu ayuda no sólo es necesaria, es en verdad valiosa para el logro del objetivo y para tu propio beneficio. De nuevo, **¡MUCHAS GRACIAS!**

==

Datos sociodemográficos:

Edad: _________ **Genero:** (   ) femenino (   ) masculino

TURNO: Matutino (   )   Vespertino (   )   Nocturno (   )   Diurno (   )   Jornada acumulada (   )

Escolaridad: (   ) Universitario escolarizado (   ) universitario nivelación presencial   (   ) Universitarios nivelación en línea

Estado civil: (   ) casada (o)   (   ) soltera (o)   (   ) unión libre   (   ) divorciada (o)   (   ) otros.

Institución donde laboras:

(   ) IMSS (   ) ISSSTE   (   ) DR. IGNACIO CHAVEZ.   (   ) HGE.   (   ) LICONA.   (   ) CMN   (   ) CIMA

Antigüedad laboral: (   ) 1 año a 5 años (   ) 6 años a 10 años   (   ) 11 años a 15 años (   ) mas de 15 años.

Año en que concluyo estudios de licenciatura.

(   ) Un año. (   ) Entre dos y cuatro años. (   ) Cinco y diez años. (   ) Entre 11 años y 15 años.

(   ) Mas de 15 años.

Servicio en donde se encuentra brindando cuidados de enfermería asistenciales.

(   ) Urgencias. (   ) Medicina interna. (   ) Cirugía. (   ) Pediatría. (   ) Ortopedia. (   ) Cuidados intensivos.

•

(   ) Ginecología. (   ) Quirófano.   (   ) Hemodiálisis.   Otros:

____

En el último año has acudido a eventos académicos relacionados con enfermería.

(   ) Cursos monográficos (   ) diplomados de enfermería. (   ) Cursos talleres de enfermería.

(   ) Jornadas de enfermería/congresos.   Otros:

____

____

INSTRUCCIONES. A continuación te presentamos UN CASO CLINICO, el cual se te pide des lectura y analices la situación que se presenta, posterior contesta en los ítems, señalando con una " X" la respuesta que consideres correcta DE ACUERDO a tu análisis de la situación presente.

Totalmente de acuerdo (TA).   De acuerdo (DA). Neutral (N). En desacuerdo (ED) Totalmente en desacuerdo (TD).

H P A M P E	TA	DA	N	ED	TD
Valoración.					
La persona tiene alterado, su percepción del estado general de salud.					
La persona presenta alterado la actividad, el ejercicio, y la recreación.					
La persona tiene alterado la función excretora (intestinal y vesical.)					
La persona tiene problemas en el aporte de alimentos y líquidos y electrolitos.					
La persona tiene problemas en relación con su sueño y periodos de descanso.					
Diagnostico.					
La persona presenta intolerancia a la actividad física.					
La persona presenta una perfusión tisular inefectiva: miocardio.					
La persona presenta una disminución del gasto cardiaco.					
La persona presenta un dolor agudo.					
La persona tiene un riesgo de glicemia inestable.					
La persona tiene un riesgo de caídas.					

•

Planeación /Ejecución.					
El resultado que debe de tener en cuenta de lograr en esta persona es la disminución del gasto cardiaco.					
El segundo resultado que debes de lograr de acuerdo a la prioridad de los problemas de salud presentes en esta persona será el de la tolerancia a la actividad.					
El tercer resultado que debes de lograr en esta persona será disminuir el nivel del dolor.					
El resultado que debes de lograr en esta persona al momento de cuidarla es mantener la glicemia estable.					
Los cuidados que debes de proporcionar a esta persona de primera prioridad es estar valorando el dolor torácico de la persona					
Otro cuidado que debes de proporcionar a esta persona es monitorizar la frecuencia cardiaca, tensión arterial y saturación de oxígeno.					
Proporcionar oxigeno es una de las prioridades de esta persona, y estar vigilando la tensión arterial.					
Mantener el reposo de la persona contribuirá a disminuir el problema de intolerancia a la actividad de la persona.					
El manejo de la administración del medicamento como los nitratos intravenoso contribuirá a disminuir la disminución del gasto cardiaco.					

CACCH	TA	DA	N	ED	TD
Teoría de enfermería.					
Considera que esta persona es dependiente de ti para realizar el autocuidado.					
Con esta persona tu como profesional de enfermería debes de poner en practica la teoría de Nola pender.					
El desarrollo de ayuda y confianza es de suma importancia para brindar los cuidados humanos de enfermería, esto de acuerdo con Neuman.					
La provisión de un entorno de apoyo, protección y correctivo mental, físico,					

•

sociocultural, y espiritual; es de suma importancia al momento de brindar el cuidado de enfermería esto de acuerdo a Watson.					
El mantenimiento de los cuidados culturales, son acciones y decisiones profesionales de asistencia, apoyo, facilitación, capacitación, que ayudan a las personas de una cultura determinada. Este es un concepto básico en la teoría de Lenninger.					
Patología.					
Dentro de los marcadores cardiacos que usted debe de tener en cuenta al momento de proporcionar el cuidado de enfermería a esta persona es: *CK, CK-MB, Mioglobina, Troponina, lactato deshidrogenasa.*					
Las Troponina específicas cardiacas se elevan antes de una hora de iniciado el infarto al miocardio.					
La mioglobina se eleva después de las tres horas de iniciado el infarto al miocardio.					
Al momento de observar un electro notas que se muestra ondas T picudas, esto significa un signo precoz de infarto agudo a miocardio.					
La localización de un infarto anterior se puede comprobar al momento de valorar ECG, en las derivaciones V1, V2, V3 O V4.					
Las tres manifestaciones fundamentales de la cardiopatía isquémica son: la angina de pecho, el infarto agudo al miocardio y la muerte súbita.					
La onda T representa la repolarización ventricular.					
El dolor torácico repentino es el síntoma más frecuente de un infarto, se percibe como una presión intensa, que puede extenderse o propagarse hasta los brazos y los hombros.					
El origen de una cardiopatía isquémica, puede ser por una ruptura de una placa de ateroma, un proceso embolico, o una obstrucción dinámica.					
La elevación del segmento ST no es indicador de lesión aguda.					
En el ECG, ausencia de onda Q es signo de un infarto agudo al miocardio.					

•

C A M S	TA	DA	N	ED	TD
Al momento de preparar usted la nitroglicerina en infusión debe de prepararla en un envase de vidrio, ya que el nitrato se une significativamente al plástico.					
El cubrir la botella de infusión intravenosa ayuda a reducir de manera significativa la degradación de los nitratos.					
La monitorización de la presión arterial se debe de hacer mínimo cada 2 horas en personas que se administra nitroglicerina en infusión.					
Los nitratos están contraindicados en personas con heridas en la cabeza, shock e hipertensión intracraneal.					
Si usted detecta que una persona a la cual se le administrara NTG en infusión, y esta cuenta con un parche de NTG, no es necesario retíraselo.					
La cefalea, debilidad, mareos, son los efectos adversos que puede provocar la nitroglicerina en infusión.					
La náusea, vómito, diarrea y dolor abdominal son efectos adversos de la aspirina.					
El clopriogel se puede triturarse o partirse para su administración.					
Si una persona será sometida intervención quirúrgica y esta con tratamiento de clopriogel, no es necesario suspender este.					
Las personas que tienen tratamiento de antiagregantes plaquetarios y tratamiento de insulina presentan hiperglicemias con mayor frecuencia por la incompatibilidad de medicamentos.					

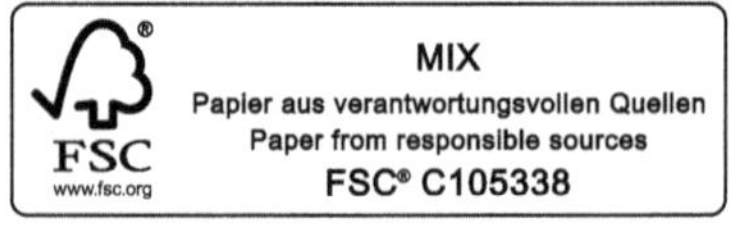
Printed by Books on Demand GmbH, Norderstedt / Germany